AF402167

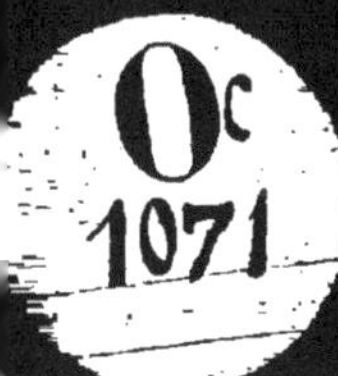
Oc
1071

RÉFLEXIONS

SUR

L'ÉTAT PRÉSENT

DE L'ESPAGNE,

Par un Espagnol

ENCORE PROSCRIT.

PRIX : 1 FR. 50 C.

A PARIS,

CHEZ LEQUIEN FILS, LIBRAIRE,

QUAI DES AUGUSTINS, N° 47.

1834.

RÉFLEXIONS

L'ÉTAT PRÉSENT

DE L'ESPAGNE,

PAR UN ESPAGNOL

ENCORE PROSCRIT.

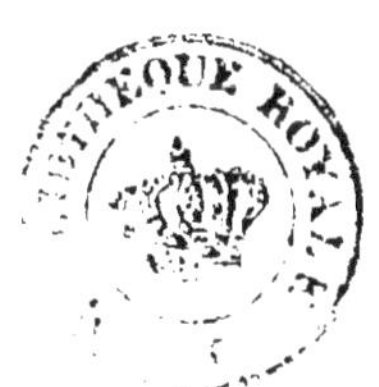

A PARIS,

CHEZ LEQUIEN FILS, LIBRAIRE,

QUAI DES AUGUSTINS, N° 47.

—

1834.

PARIS. — IMPRIMERIE DE CASIMIR,
rue de la Vieille-Monnaie, n° 12.

AVIS.

Ces réflexions ont été écrites à la hâte. Tout ce que je sollicite pour elles et pour ma cause, c'est d'être écouté. Est-ce que nous autres proscrits espagnols n'avons pas le droit de les répandre? Une armée française nous a privés de notre patrie et réduits à l'exil et à la mendicité. Avant son entrée en Espagne, notre parti était combattu, mais il se soutenait et triomphait de l'opinion qui lui était opposée.

Il m'est dur de rappeler cela, mais il faut bien qu'on le rappelle quand la France a l'air de l'oublier. Jusqu'ici la guerre d'Espagne avait été condamnée par la majorité des Français, qui la regardaient comme un acte anti-national et purement dynastique. Est-ce qu'aujourd'hui la France, appelée à intervenir en Espagne, sinon par ses armes, au moins par ses conseils et son influence, voudrait prendre sur elle la responsabilité de cette guerre en maintenant ce qu'elle a produit?

Je ne le crois pas, mais je vois que l'opinion est égarée. En tentant de la ramener sur la bonne voie, je défends mes intérêts et ceux de ma patrie; je suis dans mon droit. Mais si c'est moi qui me trompe ou qui veux l'égarer, qu'on me le prouve; car la discussion est le seul moyen de montrer de quel côté sont la vérité et la justice.

30 Décembre 1833.

RÉFLEXIONS

SUR L'ÉTAT PRÉSENT

DE L'ESPAGNE.

Les yeux de toute l'Europe sont tournés vers la péninsule ibérique ; les deux royaumes qui la composent sont déchirés par la guerre civile ; les deux principes qui partagent le monde se trouvent en présence sur le sol de l'Espagne et du Portugal. Des questions de dynastie y déguisent et en même temps compliquent la grande question entre le despotisme et la liberté. Les craintes, les espérances, les ambitions des gouvernemens et des peuples sont toutes éveillées par cette lutte. Tout le monde s'y intéresse, et tout le monde s'en mêle. On entrevoit la probabilité d'une intervention armée, on s'occupe d'une intervention diplomatique ; et les peuples, et la presse leur organe, travaillent de leur côté à une intervention d'opinion. Cependant on manque de renseignemens pour se former et pour émettre des opinions fondées ; mais l'impatience humaine, aiguillonnée par le vif intérêt qu'on prend à cette cause, ne permet pas d'attendre ces renseignemens nécessaires. De là des jugemens hasardés et le plus souvent faux ; on prend des conjectures pour des faits, et des préjugés pour des données certaines. On ne veut pas se donner la peine de connaître le véritable état de la Péninsule, de consulter son passé pour bien juger son présent et calculer son avenir. Chacun rêve une péninsule à sa guise, et puis juge son propre ouvrage. Cependant il est rare qu'on juge bien un pays étranger. La France et l'Angleterre se touchent ; leur civilisation avancée rend les voyages de l'un à l'autre pays faciles et fréquens ; la publicité des actes gouvernementaux et judiciaires est transmise au loin par une presse active; la liberté met à nu la conduite publique et même privée des individus; et malgré tout cela les jugemens portés par les Anglais sur la France et par les Français sur l'Angleterre, sont presque toujours éminemment faux! On oublie l'histoire; on ne fait pas attention aux mœurs; on n'analyse pas, en un mot, mais au contraire on soumet tout ce qu'on voit aux règles d'une synthèse faite d'avance. Mais, quand il s'agit de l'Espagne, c'est bien pis. Le despotisme, la civilisation arriérée du pays, opposent mille obstacles à ceux qui voudraient le bien connaître pour le juger. Les élémens de l'analyse y manquent, et la négligence des observateurs qui ne sont plus, n'a rien laissé qui puisse servir à l'observateur présent.

Cependant il faut s'occuper de l'Espagne. C'était un vide en Europe; mais, pour me servir d'une expression connue, ce vide peut devenir un volcan. Or, que faire pour s'en occuper avec avantage? Ne serait-il pas convenable de s'enquérir un peu de l'état du pays? Et pour ne pas prendre des illusions pour des réalités, pour ne pas s'égarer dans les ténèbres, pour n'être pas déçu par une fausse lumière qui fait prendre des fantômes pour des êtres véritables et ceux-ci pour des fantômes, ne faudrait-il pas marcher à l'examen éclairé de l'histoire? Ne conviendrait-il pas d'être accompagné par un guide du pays? Celui-ci pourrait bien être ignorant, comme appartenant à sa nation, partial comme patriote et comme homme de parti; mais il aurait toujours l'avantage de connaître les localités et les individus : avantage précieux, auquel ni les talens ni l'instruction ne sauraient suppléer.

Or ce guide, j'ai la présomption de m'offrir pour l'être. C'est une grande hardiesse à vous, me dira-t-on. C'est possible, mais n'importe. Je ne veux pas que ceux qui pourront me suivre s'abandonnent à ma foi, et quand je leur parlerai de la route qu'il faut prendre, j'appuierai mon avis par des raisons et une argumentation bien ou mal fondée. Je rappellerai à leur souvenir un passé qu'ils n'ont pas connu ou qu'ils ont complètement oublié.

En 1808 (car il faut reculer jusque là), l'Espagne a été

le théâtre d'une insurrection populaire. C'est pour assurer l'indépendance de la patrie que le peuple espagnol s'est levé : sur ce point il était d'accord. Mais les insurgés étaient divisés entre eux quant à l'usage qu'on devrait faire de la victoire, quand cette indépendance serait assurée. Quelques-uns voulaient conserver ou rétablir l'ancienne monarchie ; d'autres, au contraire, voulaient profiter de l'insurrection pour établir en Espagne un gouvernement constitutionnel. Ceux-ci ont vaincu pour le moment, puisqu'une constitution a été donnée au pays. Elle n'était certes pas due à l'influence étrangère. Le gouvernement britannique, presque le seul allié des patriotes espagnols, au moins leur seul allié influent, les laissait faire, et c'était tout. Plus d'une fois il fit voir de la répugnance pour la tournure visiblement et fortement démocratique que prenait la révolution d'Espagne. Ainsi donc ces doctrines libérales proclamées par les Cortès et consignées dans leur constitution, avaient leur origine dans l'opinion du pays. Chose étrange ! on cite l'état présent de l'Espagne comme preuve convaincante de sa répugnance pour un système de liberté, et l'on ne veut pas que son état passé prouve sa répugnance pour un gouvernement despotique.

L'Espagne a donc eu une constitution ; ç'a été l'ouvrage de quelques patriotes éclairés qu'elle renfermait, et le pays s'y est seulement soumis. Mais ces patriotes étaient des Espagnols ; ils étaient même les hommes à qui la masse de la population avait confié ses destinées. Il faut remarquer encore qu'une partie des Espagnols alors les plus éclairés avait suivi le drapeau français, et leur trahison (car elle ne mérite guère un autre nom plus doux) trouvait une excuse dans le désir avoué par plusieurs d'entre eux, de placer le pays sous un régime, sinon libre, au moins libéral et de progrès. Il existait donc, dans cette population courbée sous le joug de la tyrannie civile et religieuse, plongée dans les ténèbres de l'ignorance, une somme assez considérable d'hommes qui comprenaient et qui désiraient ou la liberté légale ou le despotisme exercé dans des vues de civilisation et d'amélioration sociale par des réformes administratives. Et cette bande, même divisée, avait eu assez d'influence pour saisir le gouvernail de l'état dans la partie de l'Espagne où dominait l'insurrection patriote, et pour former un fort entourage au monarque étranger qui prétendait au trône, et régnait de fait sur une grande partie du territoire.

En 1814 l'Espagne insurrectionnelle avait triomphé. Cependant le résultat du triomphe de cette insurrection qui avait, dit-on, pour objet le soutien du despotisme et de la superstition, de cette révolte de moines, de cette *Vendée*, avait été l'établissement d'une constitution presque copiée de celle de 1792, dont la constituante avait doté la France ; l'inquisition abolie ; plusieurs couvens supprimés ; de grandes réformes ébauchées ou faites ; et les doctrines les plus hardies heureusement proclamées par une presse libre (1).

-----

(1) Voilà ce que la plupart des écrivains français oublient quand ils parlent de la résistance des Espagnols à Napoléon ; elle est toujours représentée comme ayant pour objet la conservation des abus de la vieille monarchie. Cette erreur, commune à presque tous les ouvrages publiés en France, se fait voir surtout dans un ouvrage qui vient de paraître, l'*Essai sur la Révolution française depuis 1789 jusqu'à 1830*, par M. de Norvins. Dans cet écrit singulier, tissu de phrases prétentieuses et presque inintelligibles, on lit les mots qui suivent, tome II, p. 63 : « *Trop peu éclairée alors comme aujourd'hui, l'Espagne ne voit plus qu'une armée française à la place de ses souverains. Ce n'est qu'au nom de Ferdinand qu'elle proclame son indépendance. La liberté et le despotisme ne sont pour les Espagnols du dix-neuvième siècle qu'une même tyrannie pour laquelle ils ne savent que mourir. Aussi la belle proclamation de Napoléon, du 19 mai, n'est pour eux que le manifeste d'un ennemi. Napoléon disait avec raison à ces peuples :* « *Votre monarchie est vieille ; ma mission est de la rajeunir.* » *L'Espagne ne voulait pas être rajeunie ; elle préférait végéter dans l'impénitence de la barbarie, etc.* » C'est ainsi que des déclamateurs superficiels se permettent de juger et d'insulter un peuple entier. Les Espagnols ne voulaient pas de la liberté ! Est-ce que Napoléon la leur a offerte ? La constitution de Bayonne en contenait-elle les élémens ? M. de Norvins connaît-il cette constitution qui déclarait que les séances du corps législatif seraient secrètes, et toute publication de ses actes, crime de lèse-majesté ? D'ailleurs cette constitution aurait-elle été observée ? Y avait-il liberté à Naples, sous Joachim ? en Westphalie, sous Jérôme Napoléon ?

La politique de l'empereur était-elle de faire le bonheur des peuples autres que le français ? La mission des royautés qu'il créait était connue. Il

Tout cela pourtant s'écroula, et la royauté, pour le renverser, n'eut qu'à souffler dessus. C'est là une preuve que l'édifice n'était point solide : on ne prétend pas qu'il le fût ; c'était une construction hasardée qui ne pouvait guère résister à l'orage, quoique dans d'autres circonstances elle se serait maintenue, puisqu'elle a pu exister ; et les raisons qui expliquent son existence peuvent suffire à démontrer la probabilité de sa durée. L'époque de 1814, qui vit sa chute, était une époque de restauration. En France, elle trouva des intérêts que la civilisation du pays et le temps avaient rendus forts, et la restauration pactisa avec eux parce qu'elle ne pouvait les détruire. En Espagne elle trouva moins d'obstacles, et son triomphe fut complet. Cependant la violente persécution qui y eut lieu a été elle-même la

---

avait dit à un de ses frères : « *En montant sur le trône, souvenez-vous que vos premiers devoirs sont envers moi; vos seconds, envers la France; vos troisièmes, envers le peuple que vous allez gouverner.* » Il était flatteur pour ces peuples de savoir que leur bonheur, le seul objet pour lequel existent les gouvernemens, ne comptait qu'en troisième ligne dans les vues de son roi? Une nation étrangère, un individu allaient avant. D'ailleurs, la constitution de Bayonne ne portait-elle pas que l'*Espagne aurait* toujours alliance offensive et défensive avec *la France.* Singulier article dans la constitution d'un peuple indépendant ! Et pourquoi cette alliance? L'Espagne le savait. Ses troupes n'étaient-elles pas en Danemark, où certes elles ne se battaient pas pour des objets auxquels l'Espagne fût intéressée? Convient-il à un pays de sacrifier ainsi ses biens et ses trésors?

L'Espagne ne voulait pas être rajeunie ! Elle le fut bien pourtant, trop peut-être, par la constitution des Cortès, ouvrage de ces insurgés *qui voulaient végéter dans l'impénitence de la barbarie.*

D'un autre côté, même sur la question de l'honneur national, l'Espagne avait à réparer l'affront qu'elle avait reçu à Bayonne et à Madrid en mai 1808. M. de Norvins dit lui-même (tome II, page 104) : *Le détrônement d'un souverain par l'ennemi est pour un pays une tache ineffaçable.* Est-ce que ceci n'était pas applicable à l'Espagne? Il y a donc une morale pour la France et une autre pour les autres pays ! Oh ! que cela est révoltant et absurde ! Et ceux qui écrivent et pensent ainsi prétendent être libéraux ! Un patriotisme aveugle, forcené, contraire à toute cause de progrès qui repose sur l'union des peuples, ne saurait être trop réprouvé.

preuve de la force du parti qui en était la victime. Le grand nombre des condamnés fait voir qu'il y avait un nombre encore plus grand de libéraux, car malgré la bonne volonté du gouvernement, tous ceux qui tenaient au parti n'ont pu être persécutés.

La monarchie absolue fut rétablie en Espagne dans toute sa pureté : elle évoqua l'ombre de l'inquisition, et lui redonna la vie. La nation espagnole applaudissait à cela. Elle n'était pourtant pas unanime, car les conspirations étaient fréquentes : *Mina* en 1814, *Porlier* en 1815, *Renovalès* et *Richard* en 1816, *Lascy* en 1817, *Vidal* en janvier 1819, et plusieurs chefs de l'armée expéditionnaire en juillet de la même année, avaient tenté d'arborer le drapeau de la révolte constitutionnelle; des emprisonnemens nombreux témoignaient de l'existence de mille autres petites conspirations dans le même sens : voilà, ce me semble, des preuves d'une opinion libérale assez répandue, et qui poussait à la révolte dans un pays où les résistances au gouvernement étaient, quelque temps avant, extrêmement rares.

En 1820, une insurrection eut lieu. C'était une rebellion militaire : mais si elle n'eût été que cela, elle aurait bientôt succombé; les révoltés n'ont jamais été plus de 5,000 hommes; leur position dans l'île de Léon, sans être maîtres de Cadix, n'était pas tenable; leurs premiers plans avaient échoué, ils étaient assiégés par une armée royaliste trois fois plus nombreuse. Leur perte paraissait certaine, et cependant leur succès fut complet; le pays se déclara pour leur cause, car ceux qui ne les secondèrent pas leur prêtèrent au moins l'appui de leur neutralité. On dira que c'est encore l'armée qui s'est déclarée pour eux dans d'autres parties de l'Espagne. Quand même cela serait exact, cette armée, composée d'Espagnols, devait sans doute partager les sentimens du pays; mais l'assertion est fausse. Le massacre de Cadix, le 10 mars 1820, a été fait par une partie de l'armée royaliste sur la bourgeoisie constitutionnelle : ce fut dans les soldats et non dans les populations que la colonne commandée par *Riego* trouva des opposans.

Il ne faut pourtant pas croire que le peuple espagnol

voulût ardemment la constitution de 1812 en 1820. Il ne voulait plus du despotisme, et c'est tout. Il laissa faire les insurgés qui lui rendirent la liberté.

Cependant une partie de la nation se prit d'affection pour la cause constitutionnelle. Une milice nationale *volontaire* fut créée, non pas par les lois, mais bien par un acte spontané des populations. Les moyennes classes y appartenaient. La haute aristocratie, presque toute la grandesse d'Espagne, était fière d'en porter l'uniforme. Les villes commerçantes et manufacturières devinrent, dans leur majorité, chaudement constitutionnelles. Bientôt des décrets des *Cortès* créèrent des intérêts à l'appui de ces opinions; une modification dans la loi de primogéniture dut être satisfaisante aux cadets des familles; les biens des couvens vendus ont trouvé des acheteurs nombreux et empressés; des redevances odieuses ont été abolies; la dîme, réduite à la moitié, a pesé bien moins sur les laboureurs.

Et pourtant tout cela s'est écroulé une seconde fois sans résistance de la part du peuple espagnol, et même, affirme-t-on, sans regrets.

Mais d'abord la seconde assertion est fausse, et la première peut s'expliquer. La constitution des Cortès était un acte disparate dans l'état de l'Europe depuis 1820 jusqu'à 1823; elle mécontentait tous les gouvernemens, non-seulement ceux des monarques absolus, mais encore celui de la France sous la dynastie restaurée, et celui de l'Angleterre, alors régie par les aristocrates tories. En s'étendant à des états faibles, cette constitution démocratique, et de plus devenue révolutionnaire par les circonstances qui ont accompagné son rétablissement, s'est perdue plus tôt. Elle ne pouvait être tolérée; elle était obligée de combattre, et n'avait pas assez de force pour triompher ni même pour soutenir la lutte. Attaquée par la cour, qui, en secret, prodiguait son or et faisait usage de son influence pour la renverser; attaquée encore par la révolte armée que le fanatisme excitait et que les gouvernemens étrangers protégeaient et nourrissaient; assaillie par la presse étrangère sous l'influence de ces gouvernemens, la constitution des Cortès s'est pourtant soutenue;

ce que n'avait pu faire le despotisme en 1820 lorsqu'elle se leva pour le combattre, et le renversa. Mais quand une armée française brave et disciplinée est venue jeter son poids dans la balance, le pouvoir des constitutionnels s'est trouvé trop léger pour y faire contre-poids, et dans la secousse qu'il a reçue, il a disparu comme si ce n'avait été rien.

Plusieurs Espagnols croyaient que la résistance aux Français n'était pas possible; l'Espagne manquait de ressources, surtout d'argent, qui est le nerf de la guerre, quand ce n'est pas la guerre de conquêtes qui se nourrit elle-même; le découragement produisait des désertions qui à leur tour justifiaient et augmentaient le découragement. Il y a, pour les partis, des défaites qui sont comme une débâcle : telle a été celle des constitutionnels espagnols.

Et il faut encore remarquer que les désertions des constitutionnels espagnols n'ont nullement été le résultat de leur haine pour une constitution libérale et représentative. Bien au contraire, les généraux et les armées qui ont laissé tomber les armes de leurs mains sans combattre, croyaient que l'invasion des Français se terminerait par l'établissement d'une Charte constitutionnelle, semblable à celle de France, que Ferdinand serait obligé d'octroyer ; on accusait les Cortès de rejeter cette Charte que les Français leur offraient ; cette idée (1) que les invaseurs propageaient, s'était étendue en Espagne en 1823 à un point qui n'est guère croya-

---

(1) Cette idée domine encore dans les pays étrangers. Tous les écrivains qui traitent des affaires d'Espagne rapportent que les Cortès se sont refusés à admettre toute autre constitution que celle de 1812. Cette fausseté, propagée par la perfidie, a été adoptée comme un fait par la paresse des juges qui aiment à juger les causes sans se donner la peine de les entendre avant.

C'est là une discussion trop longue pour une note. Elle a été présentée sous son véritable aspect dans un ouvrage espagnol peu connu, ayant le titre de « *Notes sur les événemens qui ont influé sur l'état présent de l'Amérique du sud.* » *Apuntes sobre las causas que han influido en el actual estado de la America del sur*. Paris, imprimerie de Demonville, 1830. Cette brochure contient des argumens presque incontestables, tous appuyés sur des pièces authentiques.

ble , et c'est elle qui a rendu la défense des constitutionnels impossible , et le succès de l'armée française aussi rapide que complet.

Cependant l'accusation contre les Cortès vient d'être renouvelée dans deux ouvrages assez marquans.

La première est l'*Histoire de la guerre d'Espagne* par M. de *Martignac*. Cet ouvrage est un véritable plaidoyer écrit *ad probandum, non ad narrandum*. On vante beaucoup le caractère loyal de l'auteur, mais on n'en trouve point des preuves dans son histoire. Tout ce qu'on peut dire à son avantage, c'est qu'il s'est quelquefois trompé. Mais sur le fait en question ses erreurs ne sauraient être volontaires, et d'ailleurs sa position était fausse en ce qu'il voulait concilier une défense de la guerre d'Espagne avec des professions de foi semi-libérales. Le second ouvrage est l'*Histoire de la restauration par un homme d'état*. Le prétendu homme d'état est un homme d'esprit qui n'est pas, à mon avis, trop persuadé des doctrines dont il se fait l'apologiste. Il a des prétentions assez hautes ; et, fier des connaissances, des secrets diplomatiques qu'il croit avoir, il traite ceux qui n'ont pas les mêmes avantages avec un mépris bien prononcé. Cependant, ce qu'il avance sur le congrès de Vérone, dans son septième et huitième volume, est plein d'erreurs assez graves. Je ne veux pas examiner s'il est crédule ou de mauvaise foi, c'est là son affaire ; ce qui m'importe, c'est de rétablir la vérité des faits qu'il dénature.

Il nous dit gravement (7ᵉ vol., p. 345) que le congrès de Vérone a été jusqu'ici mal connu et imparfaitement représenté. Il s'engage à le faire mieux connaître, et, pour y parvenir, il débite des assertions aussi fausses que celles qui suivent :

T. 7ᵉ, p. 384. « *Il fut arrêté qu'avant toute détermination ultérieure, on attendrait les dépêches du gouvernement espagnol en réponse aux ouvertures qui avaient été faites dès les conférences de Vienne. Le courrier ayant apporté un refus formel, une réponse fière et forte des Cortès de Madrid, il fut résolu, à l'unanimité, dans une conférence ministérielle et sur la proposition du prince de Metternich, que, puisque les paroles bienveillantes n'avaient produit aucun effet, une remontrance officielle serait adressée au gouvernement espagnol au nom de toutes les puissances convoquées au congrès. Le protocole de cette résolution catégorique fut rédigé... L'Angleterre seule n'y prit aucune part... Ce fut le 5 décembre 1822 que cette nouvelle parvint à Paris.* »

Qui ne croirait, en lisant ces détails, qu'ils sont exacts ? Cependant cette communication faite au gouvernement constitutionnel d'Espagne est de l'invention toute pure.

Tous ceux qui savent quelque chose des affaires d'Espagne doivent con-

Le despotisme anarchique, ou le système popularier, véritable anomalie, qui fut alors établi en Espagne, n'était certes pas propre à contenter les vœux des Espagnols raison-

---

naître, que pas une seule communication directe ni indirecte sur les questions en discussion à Vérone, n'a été faite au gouvernement de Madrid avant la présentation des notes des grandes puissances qui a eu lieu vers le 6 ou 7 de janvier 1823. Quant aux Cortès, on ne leur en a donné connaissance que le 9 du même mois. C'est là un fait dont on peut s'assurer en lisant leurs procès-verbaux et les journaux contemporains qui rendaient compte des séances.

Il est également faux qu'après la présentation des notes on ait fait connaître au ministère constitutionnel de Madrid une seule proposition admissible. Et notez que quand je dis admissible, je ne fais pas usage du mot dans le sens étroit, qui ne reconnaît pour admissible que ce qui était conforme à la constitution et permis aux Cortès. Au contraire, je soutiens qu'il n'y a pas eu de proposition qui offrît le moindre espoir d'assurer à l'Espagne une *constitution quelconque*, pas même la Charte de Louis XVIII ou quelque chose de moins démocratique.

M. de Villèle, en publiant dans le Moniteur sa dépêche à M. le comte de La Garde, a empêché le gouvernement espagnol de suivre la voie secrète des négociations. Force a été au ministère constitutionnel de donner connaissance aux Cortès d'actes ayant déjà de la publicité et une authenticité officielle. Dès-lors la question n'a plus pu être une question de cabinet, mais bien de l'opinion publique, de la presse, des masses.

Après la présentation des notes qui ne renfermaient nulle proposition, les seules communications qui aient eu lieu entre les gouvernemens français et espagnol, ont été les deux dépêches de M. de Châteaubriand à M. de La Garde, citées dans l'Histoire de la restauration, pages 37e et 39e du 8e volume.

L'auteur les a bien jugées en leur donnant le nom de négociations théâtrales. C'étaient des propositions d'entrevues dans le goût de celles qui ont lieu dans les romans de M. de Florian.

D'abord toute la question roulait sur un principe. Les institutions à donner à l'Espagne, pour être légitimes aux yeux du gouvernement français, ne pouvaient émaner que du roi. Je n'entre pas dans l'examen de cette doctrine, car je n'aime pas à discuter des doctrines abstraites, quoique je tienne aux bonnes théories. Mais un roi n'est pas un être idéal, et quand on prétend qu'il donne une constitution, il faut savoir s'il veut l'octroyer; or, tout le monde savait que Ferdinand VII ne le voulait pas: dès-lors toute négociation devenait impossible; car on ne pouvait espérer que les Cortès, comme les anciens états de Danemark, donnassent au roi d'Espagne le pouvoir absolu.

nables et modérés. Sous le nom de volontaires royalistes, une milice féroce et mutine y fut créée, qui, soldée, non par le trésor public, mais bien par des corporations ecclésiastiques et municipales, était en même temps mercenaire et indisciplinée, et par là avait tous les inconvéniens des troupes réglées et ceux des bourgeoisies armées sans avoir leurs avantages. Ce n'était pas seulement en la fanatisant, c'était en la soldant que le clergé en disposait. Car notez que le fanatisme n'a point eu toute la part qu'on lui accorde dans les actes des insurgens composant les bandes royalistes. Les Vendéens français, véritables fanatiques, combattaient en hommes dévoués à leur cause, et pas un d'eux, durant la ferveur de la guerre civile, n'est entré dans les rangs des républicains. Les hommes de l'armée de la Foi n'étaient pas si fermes dans leurs croyances, et plusieurs d'entre eux pris les armes à la main et incorporés par force

---

Quant aux autres propositions dont parle l'historien, elles n'ont pas été faites. Tout ce qui se trouve dans son ouvrage (vol. 8, pages 66 et 67), sur des efforts tentés par M. de La Garde auprès des Cortès, est entièrement controuvé; d'ailleurs, le négociateur français ne traitait pas avec les Cortès, mais avec les ministres. M. de La Garde n'a jamais parlé de concessions, mais de rendre au roi la liberté, c'est-à-dire le pouvoir.

Il y a eu quelques causeries avec l'ambassadeur anglais sir William Acourt et M. de San Miguel, ministre des affaires étrangères du gouvernement espagnol; mais elles ne pouvaient aboutir à rien, puisque le diplomate britannique n'a jamais offert la moindre garantie. La médiation de l'Angleterre avait été repoussée par le gouvernement français.

Mais en admettant qu'une négociation eût été possible, il n'en est pas moins faux que les députés des Cortès l'aient rejetée à cause de leur fol entêtement pour la constitution de 1812. Ils ont toujours cru qu'on ne pouvait leur offrir, au lieu de la constitution, que le despotisme pur; s'ils se trompaient, c'était là leur manière d'envisager la question, ce qui est prouvé par les discours des députés, surtout par ceux de MM. Argüelles et Galiano dans la séance du 7 janvier 1823, à Madrid, et dans les séances des 24 et 25 mai 1823, à Séville.

Au reste, est-ce qu'à présent même le Journal des Débats ne se déclare pas contre toute constitution en Espagne? Et le gouvernement légitime de Louis XVIII aurait-il pu être plus favorable à la liberté que celui de Louis-Philippe qui tient ses droits de la nation?

dans l'armée constitutionnelle, se sont très-bien battus contre leurs anciens camarades, en soutenant la cause contraire à celle qu'ils avaient jusqu'alors défendue. Les volontaires royalistes étaient composés non-seulement de prolétaires peut-être honnêtes, mais ignorans et dépendans, et comme tels servant les passions de leurs directeurs, mais encore des mauvais sujets qui abondent dans les villes, enfans perdus de toute cause qui leur permet de satisfaire leurs passions par des excès. Ces bandes étaient le véritable gouvernement de l'Espagne. Le roi était placé par rapport à elles dans la même situation où un monarque constitutionnel se trouve par rapport à des Chambres législatives. Mais les volontaires ne dictaient pas seulement les grandes mesures gouvernementales; ils en étaient encore les exécuteurs. Leur tyrannie capricieuse secondait souvent celle de la Cour; aussi souvent elle la dépassait, et quelquefois elle la contrariait : le gouvernement dit absolu de Ferdinand, après la restauration de 1823, obéissait fréquemment à l'émeute qui était presque en permanence.

Or, un tel système devait déplaire à tous les hommes sensés, même à ceux qui ne voulaient point de la constitution des Cortès. C'est pourquoi, parlant des classes qui ont une opinion, j'ai affirmé qu'il est faux que la majorité des Espagnols ait vu la restauration de 1823 sans regrets. Les gens qui désiraient une charte moins démocratique ne trouvaient pas l'objet de leurs vœux dans l'absolutisme mêlé d'anarchie ; les gens qui voulaient un gouvernement à l'instar des despotismes réguliers de l'Europe ne trouvaient point leur modèle réalisé dans un pouvoir irrégulier dans són action, absolu de nom, mais dans le fait asservi.

La persécution atroce qui eut lieu atteste, par le nombre des victimes, l'existence d'une opposition forte et nombreuse. Les pays étrangers se peuplèrent d'Espagnols fugitifs ; les prisons d'Espagne étaient encombrées ; la haute et moyenne aristocratie souffrait au moins autant que les classes inférieures. Assez de personnages marquans, qui avaient été mis en accusation sous les Cortès comme suspectés d'avoir conspiré contre la constitution et en faveur d'une charte mélangée d'aristocratie, furent, pour ce même fait, persécutés par les royalistes purs.

Toutes ces circonstances n'ont pu éclaircir les rangs des libéraux espagnols. La crainte a opéré des conversions apparentes ; des convictions sur la quantité de liberté qui convenait à la nation ont pu changer du plus au moins ; mais l'absolutisme ne gagnait rien à ces changemens d'une nuance pour une autre qui en approchait, tandis que lui ne voulait qu'une couleur bien prononcée.

Ainsi les doctrines libérales qui, en 1820, avaient été assez fortes pour renverser le trône, ont depuis lors plutôt gagné de nouveaux prosélytes que perdu leurs vieux sectaires dévoués.

L'état de l'Espagne pourtant, peut-on me dire, proteste contre votre théorie. Depuis 1823, la population s'y est montrée zélée pour le despotisme ; elle est même allée plus loin que le gouvernement : elle s'est plainte de la tiédeur qu'il mettait dans l'ouvrage de la persécution ; elle s'est portée à des soulèvemens pour rendre le système gouvernemental plus despotique qu'il ne l'était.

Je ne me dissimule pas cette objection que j'ai prévue, mais je me fais fort de prouver qu'elle est dénuée de fondement.

D'abord la dernière assertion renferme une contradiction visible. On ne saurait rendre un gouvernement absolu plus absolu qu'il ne l'est. Il est vrai que les royalistes espagnols ont affiché cette prétention absurde ; mais ils voulaient tromper, ou peut-être ils se trompaient eux-mêmes. Ce qu'ils prétendaient, c'était de pousser le gouvernement vers leur but et dans la route qu'ils jugeaient la plus convenable ; en un mot, de le rendre l'instrument de leurs passions et de leurs intérêts.

Les émeutes dont ce parti se servait pour mettre à exécution ses projets, lui donnaient l'apparence d'être l'expression de la majorité de la nation espagnole. Mais qui ne sait que le triomphe de l'émeute est facile quand le pouvoir lui lâche la bride au lieu de la réprimer ? Les autorités, en Espagne, encourageaient au lieu de contenir l'émeute royaliste, et ainsi quelques hommes hardis avaient l'air de représenter l'opinion populaire. A l'époque constitutionnelle , Séville, une des villes les plus royalistes d'Espagne , avait eu ses émeutes contre le ministère constitutionnel et la majorité des Cortès, parce qu'elle trouvait leur libéralisme trop tiède. Et est-ce à la France qu'il faut révéler le secret des moyens par lesquels la voix d'une fraction se fait passer pour la voix du peuple ? N'a-t-on pas vu en 1814 et 1815 des populations tantôt se prononcer pour les Bourbons, tantôt pour l'empereur , ceux qui se faisaient les organes de ces opinions contradictoires prétendant toujours être les représentans de la majorité?

Les royalistes ou apostoliques espagnols se sont soulevés , en 1825 et 1827, contre leur gouvernement, parce qu'ils l'accusaient de libéralisme. Oui; mais d'abord la prompte répression de la révolte dont Bessières fut le chef prouve combien peu fort était le parti qu'il voulait servir ; et la rebellion de 1827, en Catalogne , s'explique par le titre que prirent les révoltés en s'appelant « los agraviados, » *les lésés*.

Dans la guerre civile qui avait eu lieu en Espagne depuis 1820 jusqu'à 1823, plusieurs royalistes s'étaient dévoués pour la cause de la royauté absolue ; ils avaient bravé des dangers immenses, souffert des privations fortes, combattu , sinon toujours avec courage , du moins avec un zèle obstiné. Leur cause triompha , mais eux tous ne recueillirent pas les fruits du triomphe. Des intrigans qui s'étaient tenus à l'écart pendant la lutte , des transfuges du drapeau constitutionnel, entourèrent le monarque après la restauration , et prirent pour eux la richesse, le pouvoir et les honneurs. Il y eut des récompenses pour les royalistes qui avaient payé de leur personne et de leur fortune pendant le combat; mais ces récompenses ne suffisaient pas pour satisfaire toutes les ambitions et rétribuer tous les services Il y eut donc des mécontentemens nombreux ; mais les mécontens étaient habitués à la guerre civile ; ils avaient vu d'ailleurs que, pour quelques-uns de leurs frères plus fortunés qu'eux , elle avait été productive. Au lieu donc de se plaindre , ils agirent et levèrent le drapeau de la rebellion. Il leur fallait un prétexte, et ils le trouvèrent dans le libéralisme supposé des individus qui entouraient et dirigeaient le monarque.

D'ailleurs leur rebellion fut supprimée dès que le roi voulut déployer contre eux quelque vigueur. Voilà, ce me semble, une preuve assez convaincante de la nullité réelle d'un parti qui peut bien être nombreux, mais qui manque de moyens pour faire triompher sa cause.

Mon objet, en entrant dans ces développemens, et en évoquant ces souvenirs, a été de jeter quelque lumière sur l'état présent de l'Espagne. Pour juger ce que les partis y sont, il faut se pénétrer de ce qu'ils ont été. Il fallait représenter cette opinion absolutiste enragée dont on se plaît à exagérer la force, qu'on veut considérer comme l'expression du vœu unanime de l'Espagne, à laquelle on conseille de faire des concessions qui sacrifieraient le véritable intérêt du pays ; cette opinion plus bruyante que répandue, plus échauffée que dévouée, plus appuyée sur l'intérêt que sur la conviction, il faut la représenter, dis-je, telle qu'elle était aux jours de sa puissance, c'est-à-dire insolente quand on la tolérait, molle quand elle voulait agir, cédant bientôt à la force quand la force était vivement et sincèrement employée à la combattre.

Après la révolte de 1827, le pouvoir royal victorieux n'a plus trouvé de résistance de la part des royalistes ; ce n'est que par suite des événemens de 1832 qu'elle a de nouveau éclaté.

De tout ce que j'ai dit, il résulte clairement que l'Espagne était divisée en quatre opinions bien nuancées : celle des absolutistes, qui désapprouvaient la marche du gouvernement ; celle des royalistes, qui l'approuvaient et le servaient ; celle des hommes qui avaient déserté la constitution des Cortès, et qui pourtant voulaient une constitution, mais non une révolution pour l'obtenir ; celle enfin des constitutionnels, qui avaient ou défendu ou regretté le système aboli en 1823, et qui sans prétendre à son rétablissement, soupiraient pour un système fortement empreint du pouvoir populaire, et appelaient de leurs vœux une révolution qui pût le leur donner.

Passons en revue ces opinions, pour constater leur forcé numérique et réelle, leurs vues, leurs chances de succès, le poids qu'elles ont dans la balance politique, et celui qu'on doit leur accorder pour le bonheur de l'Espagne.

Les absolutistes en opposition au gouvernement de Ferdinand s'étaient ralliés sous le drapeau de l'infant don Carlos, qui pourtant n'avait jamais osé se déclarer leur chef. Tout en avouant que ce personnage n'avait pas de grands talens, on lui supposait des principes fixes, du fanatisme ou une superstition ardente et sincère, des idées sur les droits de la royauté qui ne lui permettraient pas de faire la moindre concession aux doctrines libérales, de la moralité privée, et une grande fermeté de caractère. Tout cela est de l'imagination : le pauvre prince n'est que borné et timide. Son extrême froideur lui fait une nécessité de la réserve. Il n'a presque pas de passions, ce qui lui donne l'absence des vices, qu'on prend, et non à tort, pour de la moralité privée. Loin d'être ferme, ç'a été lui toujours qui dans les dangers produits par les orages révolutionnaires a conseillé à son frère de céder, quand celui-ci croyait possible et convenable de résister.

Tandis que don Carlos a vu son frère infirme, marié à une femme jeune encore, et dont la stérilité était reconnue, comme il voyait sa succession au trône presque assurée, il ne faisait rien pour le parti qui désirait, assure-t-on, l'y porter avant la mort de Ferdinand. Et le parti même, s'il avait ce projet, ne faisait rien pour le mettre à l'œuvre.

Après la mort de la reine Marie-Amélie, et lorsque Ferdinand s'est empressé de se remarier, don Carlos s'est résigné. Il a désapprouvé l'abolition de la loi salique; mais comme après tout le roi pouvait avoir un ou plusieurs fils, sa résignation a continué; car il n'est pas de l'étoffe dont sont taillés les usurpateurs hardis. Sa femme, digne sœur de don Miguel, ambitieuse, violente, mal élevée, quoiqu'elle le gouverne tout-à-fait, ne peut pas le pousser au-delà des bornes où la nature le tient renfermé, ni lui inspirer des pensées et des résolutions fortes. Ce n'est qu'à la maladie du roi qu'il a osé protester contre la loi qui l'excluait de la succession ; encore ne l'a-t-il fait qu'après être sorti de l'Espagne, et à présent même, quand l'heure est venue de faire valoir ses droits et de donner de l'effet à ses protestations, il regarde l'Espagne de la frontière de Portugal, et tremble sur la ligne qui sépare les deux royaumes.

Voilà donc le chef du parti apostolique ; voilà donc sa position et son caractère, et il est facile de juger ce qu'on en peut et doit attendre. Voici quel est le parti qui marche sous son drapeau.

Il est nombreux, non toutefois au point qu'on le suppose ; car, en Espagne comme ailleurs et plus qu'ailleurs, la grande masse est celle des indifférens ; le goût de la politique et la possibilité de s'en mêler étant rares dans un pays où les communications sont difficiles et peu fréquentes, la lecture une occupation peu commune, et qui presque manque de journaux. Mais le nombre ne suffit pas pour rendre un parti considérable ; l'apostolique n'a pas des chefs capables de le diriger. Son bras, c'est la milice volontaire royaliste ; son âme, c'est le clergé. Les richesses de celui-ci peuvent bien suffire aux besoins du parti dans les temps ordinaires ; elles sont peu de chose quand il s'agit des dépenses que nécessite une guerre. Avec un appui qui lui donnât de l'organisation et des fonds, ce parti serait à craindre ; tel qu'il est, il ne peut faire que des émeutes. Il convient toutefois d'observer que ces émeutes prendront un caractère funeste à la tranquillité et au bonheur du pays, si on ne prend pas les mesures nécessaires pour les réprimer et en prévenir la répétition. Une émeute permanente ne saurait renverser un gouvernement, mais elle le paralyserait et déchirerait la nation dont il est le chef. Il se pourrait même faire que le gouvernement tombât devant l'émeute, non vaincu, mais épuisé par la lutte.

Plusieurs des membres de ce parti n'oseront pas se montrer et ne lui en prêteront pas moins leur secours. Ce sera par l'intrigue, ce sera en corrompant l'opinion publique, qu'ils l'aideront sans se compromettre ; car presque tout ce qui est en Espagne chaudement royaliste appartient à cette opinion-là. Dans une minorité, et sous la régence d'une femme, ils ne trouvent pas assez de garanties pour la permanence du système despotique.

La seconde opinion dont j'ai parlé n'a pas de très-nombreux partisans; elle n'est partagée que par des gens en place, par de vieux courtisans attachés à la personne du roi Ferdinand, en un mot, par des individualités et non pas de celles qui ont une grande influence sur les masses. Il y a dans ces gens des affections privées, peut-être des convictions émanées de principes, des vues intéressées par rapport à leur sort personnel; mais il n'y a rien de ce qui peut créer des intérêts forts et solides; seul et nécessaire appui d'un parti, surtout dans un temps d'orages.

C'est là le parti qui a gouverné depuis la maladie du roi, ou plutôt depuis sa convalescence, et après que M. Zea a saisi les rênes du pouvoir. C'est à lui que la reine régente s'est abandonnée.

Les principaux organes de ce parti, ceux qui lui donnent une certaine dignité par leurs talens, et qui par leurs écrits le présentent hors d'Espagne comme tout autre que ce qu'il est réellement, sont les *afrancesados*, c'est-à-dire les hommes qui ont servi Joseph Napoléon et les Français contre leur patrie. Leur influence, presque nulle dans leur pays où ils sont encore frappés d'impopularité, est malheureusement forte à l'étranger, et surtout en France où ils sont en faveur, même parmi les libéraux. Voilà ce qui rend nécessaire d'expliquer leur position et leurs vues.

Ici il faut faire une observation qui peut bien blesser l'orgueil des Français, mais que je ne saurais omettre, et qui peut servir comme un avertissement qui les mette en garde contre leurs propres préjugés.

La trahison dans un Français paraît à ses compatriotes un acte infâme. Si un étranger trahit son pays pour un autre, cela leur paraît encore une action très-condamnable; mais quand la trahison a lieu en faveur de la France, le traître n'est plus sans excuses aux yeux des Français. Ceci peut être du patriotisme, mais à coup sûr ce n'est pas de la justice.

Les afrancesados ont toujours été bien reçus en France.

Sous la restauration , les impérialistes se disaient libéraux ,
et vraiment les libéraux étaient confondus avec eux dans
les mêmes rangs. Or, les afrancesados étaient les alliés des
impérialistes ; en outre, ils étaient proscrits par Ferdinand,
dont le despotisme était connu et le nom détesté. On regar-
dait donc leur cause comme étant la même que celle des
constitutionnels proscrits comme eux, quoique dans l'exil
la répugnance des uns pour les autres ait été assez marquée ,
quoique le gouvernement de Madrid, en les proscrivant,
ait toujours traité les afrancesados avec bien moins de
malveillance qu'il n'en montrait envers les victimes de leur
attachement aux doctrines libérales et populaires.

Les afrancesados, pourtant, avaient constamment fait voir
leur intention de se rallier au gouvernement absolu de
Ferdinand, en cas qu'il leur voulût ouvrir les bras. Il ne
le fit pourtant pas ; il se contenta de ne pas les persécuter ,
de déroger en faveur de quelques-uns d'entre eux à la loi
qui les condamnait, de tolérer la résidence de quelques
autres en Espagne, malgré le décret de bannissement qui les
en excluait, tandis que pas une sentence portée contre les
constitutionnels n'avait été ni révoquée ni mitigée.

Je ne dissimulerai pas une opinion qui m'est personnelle
et qui n'est point partagée par les libéraux espagnols, en
ce qu'elle est trop favorable aux afrancesados. Je crois qu'ils
ont été mal traités par les gouvernemens constitutionnels
à l'époque de 1812 et 13, ainsi qu'à celle de 1820 et 21.
Je ne les crois pas innocens, mais je n'aime pas les proscrip-
tions en masse. Il y avait entre eux des hommes égarés ; il
y en avait qui ne s'étaient attachés à la cause des étrangers
que par faiblesse. La conduite de Ferdinand dans les affaires
de Bayonne pouvait expliquer, et même à un certain point
excuser l'acte de ceux qui avaient obéi à l'homme à qui il
avait fait cession, quoique clairement forcée, du trône de
l'Espagne.

Ce n'est pas que les Cortès de 1820 n'aient pas mis un
terme à la proscription qui pesait sur eux : le roi absolu les
tenait dans l'exil ; les Cortès et le roi constitutionnel les ont
rappelés sur le sol de la patrie. Mais l'acte qui les rappe-

lait était peu gracieux ; il avait été précédé de l'insulte ; il était accompagné de circonstances qui diminuaient le prix de ce qu'il avait de favorable aux hommes dont il faisait cesser la proscription. Ils étaient privés de leurs rangs, de leurs honneurs, et même des moyens de subsister ; car, en France, ils étaient secourus par le gouvernement ; et en rentrant en Espagne la misère devenait leur partage, la flétrissure leur position sociale et politique.

L'imprudence de quelques écrivains vint ajouter à ces inconvéniens. Les *afrancesados* n'étaient pas vus de bon œil par les masses espagnoles, qui se rappelaient le sang versé par eux, et les exactions dont ils avaient été les agens obligés en faveur des Français contre leurs compatriotes. Ces sentimens haineux, et la jalousie des places qu'ils pouvaient bien occuper, dictèrent des invectives tout au moins indiscrètes contre des hommes dont les fautes dataient de loin et méritaient l'oubli. Leur ressentiment fut violent, et poussé au-delà des bornes que leur prescrivaient la justice et les convenances. Ils se déclarèrent violemment contre la constitution et contre les constitutionnels ; ils serrèrent leurs rangs, et contribuèrent à se rendre eux-mêmes ce que leurs ennemis voulaient les faire, des *parias* politiques.

C'était là leur position en 1823. L'invasion de l'Espagne par l'armée française les appela alors à jouer un rôle : le leur fut bien malheureux, et, puisqu'il faut tout dire, bien inconséquent et criminel. L'excuse de leur conduite passée se trouvait, à ce qu'ils disaient eux-mêmes, dans leur désir de donner à l'Espagne un gouvernement éclairé et libéral ; ce qui ne pouvait avoir lieu que sous une nouvelle dynastie. Cependant, en 1823, tel ne fut pas le motif qui dicta leurs démarches. Ce qui avait fait leur crime ou leur faute, c'était de s'être joints aux étrangers, et cela, ils le firent une seconde fois en embrassant hautement et chaudement la cause que l'armée française soutenait, et en se dévouant aux intérêts des invaseurs. Ce qui avait fait leur excuse, ils n'y songèrent plus ; car ils se déclarèrent partisans d'un absolutisme honteux appuyé sur le fanatisme et professant les doctrines les plus hostiles à toute idée passablement libérale.

Ils furent bien accueillis par les Français, et même par Ferdinand. A la cour de celui-ci ils jouirent d'une faveur assez marquée. Cependant ils n'ont jamais été appelés au ministère tant que le roi a vécu ; ils ont été employés à organiser une police politique à l'instar de celle de France, mais plus sévère ; établissement que l'Espagne ne connaissait pas, et dont l'introduction leur est due. On les a également employés à des opérations financières, ou plutôt d'agiotage, dont quelques-uns d'entre eux ont retiré des profits immenses ; ce qui certes n'aura pas contribué à alléger les charges qui pèsent sur leur pays. Les fortunes ainsi acquises par M. Aguado, par M. Burgos, devenu à présent ministre de l'intérieur, ne les ont pas rendus populaires, surtout dans un pays où l'on sait que les constitutionnels proscrits vivent dans une pauvreté aussi extrême qu'honorable.

La position des *afrancesados* les rend les ennemis nécessaires du système représentatif ; leurs principes, ainsi que leurs intérêts, s'y opposent : leur école politique n'est pas celle de la liberté. Pour eux le beau idéal d'un gouvernement, c'est un pouvoir fort, ou, pour mieux dire, absolu, entouré d'un conseil d'état semblable à celui de Napoléon, et appuyé sur une police vigilante ; c'est là leur doctrine avouée et leur opinion intime : ainsi leur intérêt vient à l'appui de leur croyance. Un régime où l'élection populaire entrerait pour quelque chose, les exclueraient infailliblement des affaires, parce que les deux partis nombreux qui divisent l'Espagne leur portent une haine égale, à laquelle une cour toute-puissante peut seule servir de contre-poids.

Voilà donc les hommes par qui est principalement soutenue l'opinion qui veut avoir à la fois la reine Isabelle et l'absolutisme.

Cette explication de leur conduite et de leur état présent a bien pu être une légère digression ; mais il fallait la faire, parce que leur voix se fait entendre aujourd'hui en France, et est écoutée avec faveur. M. Aguado, leur principal organe et agent, actionnaire de plusieurs journaux, leur donne presque le monopole de la presse française ; c'est de lui que partent ces correspondances du *Messager* et du *Journal du*

Commerce, qui contrastènt avec les principes émis dans les articles de fonds de ces deux feuilles, et qui, par cela même qu'elles paraissent dans des organes de l'opinion libérale, sont reçues avec confiance, et pervertissent l'opinion sur les affaires d'Espagne. C'est cela qui a nécessité de ma part une sortie qu'on aurait tort d'attribuer à des motifs différens. Je m'arme pour la défense et non pour l'attaque. Je n'ai pour ces hommes-là ni haine ni amour ; mais dans l'intérêt de ma patrie, dans celui de la France, dans celui de la liberté, j'ai dû avertir les Français de ne pas prêter crédi● aux nouvelles qu'ils répandent dans le but de servir leur intérêt privé en soutenant partout la cause du gouvernement absolu.

Je suis loin de désirer qu'on écarte ces hommes-là de la masse que doit produire la fusion des partis, si nécessaire en Espagne. Loin de vouloir en faire une caste à part, je voudrais briser celle qu'ils forment, et la réduire à des individualités. Mais s'ils ne doivent pas faire une caste flétrie, ils doivent encore moins se constituer en faction dominatrice. Comme ils sont une minorité, et une minorité odieuse, ils ne sauraient gouverner que par des moyens tyranniques et même violens. Or la chose n'est ni désirable ni possible.

La troisième opinion que j'ai signalée n'est pas non plus partagée par des masses nombreuses, mais pourrait bien les rallier. C'est celle des modificateurs ou des gens qui ont voulu les deux chambres, le véto absolu du roi, et autres changemens dans la constitution de 1812.

C'est là un parti composé de quelques hommes de lettres, d'individus ayant rempli de hautes fonctions sous le gouvernement constitutionnel qu'ils ont à la fin abandonné. Plusieurs d'entre eux ont des talens, et il y en a qui exercent une influence considérable sur le pays. Les grands d'Espagne, à quelques exceptions près, lui appartiennent. Les richesses de ceux-ci leur donneraient du pouvoir s'ils savaient les employer. Condamnés à la nullité par tous les despotismes et par tous les partis populaires qui se sont succédé en Espagne, ils se sont résignés à leur dégradation. Et dans les tempêtes suscitées par les révolutions dont leur patrie a été le théâtre, ils ne se sont jamais montrés avec audace; ils ont pourtant laissé deviner leurs intentions et leurs vœux, mais si timidement qu'à peine avaient-ils osé insinuer leur désir d'avoir une part à eux dans les institutions constitutionnelles, qu'ils s'étaient tus devant la royauté ou la démocratie irritées, et même avaient tâché de les apaiser par d'indignes désaveux. Mais ces grands d'Espagne enfin ont l'intention d'être quelque chose; il y a entre eux, surtout dans les jeunes gens, un peu d'instruction, un peu d'ambition, dont leur éducation très-mauvaise et leurs habitudes de mollesse inconcevable les empêchent de tirer parti. Dans des circonstances favorables, où il y aurait peu de danger à agir, ils pourraient pourtant mettre un grand poids dans la balance politique.

...La quatrième opinion est celle des anciens constitutionnels, ou amis de la liberté telle que l'avaient donnée les Cortès de 1810, et l'avait rétablie la révolution de 1820. Ce parti, pendant l'époque révolutionnaire, avait plusieurs nuances bien distinctes : il se composait des *modérés*, dont le fameux Argüellès (Augustin) était l'organe; des *exaltés*, dits maçons, qui ont soutenu le ministère *San Miguel*, et qui se sont confondus avec les modérés depuis la fameuse séance du 9 janvier 1823, où, à la lecture des notes émanées de Vérone, M. *Galiano*, un des orateurs de cette opinion, a embrassé M. *Argüellès;* des *comuneros* moins violens, qui généralement votaient dans les Cortès avec les exaltés maçons, et qui comme eux, et à la même époque, se sont rapprochés des modérés; enfin, des *comuneros* violens, qui n'avaient presque pas d'organes dans l'assemblée législative, où ils ne comptaient que quatre voix, et encore des députés les plus insignifians, mais dont la force, hors des Cortès, était imposante.

Toutes ces nuances cependant ont disparu ou se sont confondues, parce qu'il y a eu des intérêts nouveaux créés après la chute de la constitution des Cortès. Elles peuvent bien se faire voir parmi les exilés, et il est même possible qu'elles existent pour quelques Espagnols à idées stationnaires; mais la masse constitutionnelle, en Espagne, ne s'en souvient plus. L'opinion libérale qui y existe ne veut plus, assure-t-on, de la constitution de 1812, non qu'elle l'approuve ni la condamne, mais parce qu'elle croit son rétablissement impossible. Elle veut pourtant un régime représentatif; une révolution pour l'obtenir ne lui aurait pas déplu; mais elle a fait voir qu'elle pourrait s'en passer, et qu'elle recevrait avec plaisir des institutions modérées, pourvu qu'elles contiennent les élémens du pouvoir populaire.

Cette opinion compte des partisans nombreux.

Après les apostoliques, les constitutionnels forment la force la plus considérable en Espagne. Les milices, ou gardes nationales du temps de la constitution, corps dont le nombre peut être constaté par des états de force qui ne laissent lieu à aucun doute, lui appartenaient et appartiennent même en ce moment. Les acheteurs des biens nationaux, tous ceux qui avaient profité des réformes faites par les Cortès, s'y rattachent encore. Il y a donc là des masses auxquelles il ne manque qu'une organisation.

Après nous être rendu raison de ces divisions dans l'opinion, des voix et des bras sur qui chacune d'elles peut compter, de leurs intérêts certains, et de leurs vues probables, tâchons de connaître quelle est leur position présente, et de deviner ou conseiller quelle peut, quelle doit être leur position future.

La maladie de Ferdinand, en 1832, a rendu la division déjà existante entre les royalistes patente, tranchée et irréconciliable; mais le partage des forces n'a pas été égal : d'un côté est passée la grande masse absolutiste; il n'est resté dans l'autre qu'un petit nombre d'individus que leur position contraint de chercher des alliances.

On n'a pourtant voulu, à l'époque citée, qu'un changement de ministère pour soutenir l'infante contre don Carlos; mais les ministres qu'on a chassés étaient les représentans des intérêts absolutistes. Ceux qu'on a appelés au pouvoir n'étaient rien, parce qu'ils ne représentaient rien. Quoique pas un d'eux n'eût appartenu à l'opinion constitutionnelle, ni même à celle des modificateurs, ils n'étaient

d'accord ni sur les doctrines, ni sur les mesures administratives nécessaires ou convenables. On les avait nommés
sans les consulter et sans qu'ils se consultassent entre eux.
M. Zea Bermudez, nommé aux affaires étrangères, se trouvait absent en Angleterre. C'était un absolutiste prononcé,
dont la vie et le caractère ont été assez bien décrits dans une
notice qui a paru dans le journal *le Temps* d'octobre 1833.
M. *Encima y Piedra*, nommé aux finances, avait été un
chaud constitutionnel en 1814 ; mais des raisons d'intérêt
privé, sur l'issue d'un procès, l'avaient rattaché, en 1818,
au ministre de la justice *Logano de Torres*, le type le plus
honteux de l'absolutisme ; et pendant la révolution de 1820
à 1823, entaché d'une désertion alors scandaleuse, il s'était
tenu à l'écart sans jouer aucun rôle ni appartenir à aucun
parti. Il n'était regardé que comme un intrigant doué de
quelque talent, libéral dans le fond, mais n'obéissant qu'à
la voix de son intérêt, et prompt à faire les concessions les
plus complètes à toute opinion dominante. Le ministère de
la guerre ne fut donné que provisoirement. Le ministère
de la justice fut confié à M. *Cafranga*, assez bon homme,
un peu pédant et borné, sans doctrines fixes, mais penchant
vers un libéralisme bien mitigé. Il fut bientôt remplacé par
M. *Fernandez del Pino*, caractère non connu, et qui aussi
fit voir des idées médiocrement libérales. Enfin la marine,
confiée pour peu de jours à l'amiral *Laborde*, absent à la
Havane, brave officier, et constitutionnel connu, fut remise
à la direction de M. *Ulloa*. Celui-ci était un marin issu d'une
famille illustre, très-intelligent dans sa profession, mais
d'un caractère excessivement violent. Quoique ne remplis-
sant pas un rôle important durant l'époque constitutionnelle
(il n'était que capitaine de vaisseau), il s'était fait remarquer par la véhémence de ses opinions royalistes, ou plutôt
contraires à la constitution des Cortès. Il a été cependant un des
membres les plus libéraux du ministère dont il faisait partie.

Ces ministres, en acceptant leurs places, ne savaient que
faire pour les bien remplir. Pendant l'absence de M. Zea il
leur fallait pourtant faire quelque chose. Ils cherchèrent un
appui dans quelques intérêts ; ils appelèrent les constitu-

tionnels à leur aide. A ceux du parti modificateur ils don-
nèrent des places, à la masse des libéraux une amnistie,
quoique vague et incomplète.

Les constitutionnels chantèrent victoire; les absolutistes
crièrent à l'oppression et à la révolution. Les capitaines-gé-
néraux des provinces récemment nommés appartenaient en
partie aux modificateurs. Ce sont des rois à petit pied dont
l'autorité est civile autant que militaire, et qui, dans le défaut d'unité qu'on doit reprocher au système régnant en
Espagne, gouvernaient leur district chacun à sa guise.
Dans plusieurs provinces, les volontaires royalistes furent
désarmés sur quelques points, des constitutionnels mas-
qués en volontaires de la reine (*Cristinos*) parurent armés,
non certes contre le gouvernement, mais lui prêtant un appui
redoutable. L'Espagne était un chaos; le gouvernement
faisait du despotisme sa profession de foi, et s'appuyait sur
les libéraux. Cependant plusieurs des modificateurs entouraient la reine. Quelques grands d'Espagne du parti avaient
des charges et une grande faveur à la cour. Encouragés par
ces apparences, les constitutionnels proclamaient à haute
voix des espérances peu définies, mais d'une portée assez
étendue.

Dans les pays étrangers on ne comprenait rien à une telle
quasi-révolution. On a vu des journaux français et anglais
désigner l'Espagne comme déjà régie sinon par des lois
constitutionnelles, du moins par un esprit tout autre que celui de l'absolutisme; cependant cela n'était pas vrai.

Toutefois on parlait en Espagne et ailleurs des Cortès qui
devaient être convoquées: quoique l'objet de leur convocation
présumée ne fût, assurait-on, que de reconnaître les droits
de l'infante, on s'en promettait quelque chose de plus. Sur
ces entrefaites le roi avançait dans sa convalescence; son
ministre, M. *Zea*, était arrivé à Madrid. Le ministère de la
guerre avait été confié à M. *Cruz*; homme de talent et énergique, soldat despotique et impitoyable, qui, dans une pro-
vince du Mexique, s'était livré à des actes d'une cruauté
inouïe; qui, ministre de la guerre en 1824, avait créé des
conseils de guerre permanens dont la tâche (celle de per-

sécuter les libéraux) fut horriblement remplie ; homme pourtant qui voulant mettre un frein aux excès des volontaires royalistes , non en ce qu'ils avaient de cruel , mais bien en ce qu'ils avaient d'anarchique , s'était vu accusé de libéralisme , destitué et même exilé. Cette nomination n'était pas de bon augure , et fut impopulaire. En même temps on avait créé un ministère de l'intérieur, et on avait choisi pour cette place M. le comte de Ofalia , ambassadeur d'Espagne à Paris. C'était encore un ministre de la sanglante époque de 1824 , ancien collègue de M. Cruz , ayant partagé sa destitution pour la même cause. M. de Ofalia a des talens et des connaissances, surtout en diplomatie , mais il est d'un caractère excessivement faible. Ministre des affaires étrangères en 1818 et 1819, il avait lâchement flatté la Russie et M. de Tatischeff, ainsi que l'intrigant Ugarte, agent secret du ministre russe , et le favori de Ferdinand. Ministre une seconde fois, en 1824 , M. de Ofalia , qui pendant l'époque constitutionnelle, loin d'afficher un royalisme outré , avait visé au ministère , s'était montré digne représentant du pouvoir dans les jours où la réaction était plus violente et sanguinaire. Son nom est et restera toujours attaché au décret de proscription , dérisoirement appelé amnistie, qui parut le 1er mai 1824.

Par ces nominations, le ministère fut mis au complet, mais il n'était pas homogène. M. Zea annonça son avénement par une circulaire prétentieuse, menaçante pour les libéraux. On sait qu'il désapprouvait même l'amnistie. Il ne le cacha pas, car dans cette circulaire, en parlant de ceux qui étaient exclus de l'acte de clémence royale , il disait que leur exclusion était dictée par ce qu'on devait à la vindicte publique. Or la reine avait dit que les victimes de cette exclusion n'étaient que malheureuses et non criminelles, et que c'était bien à regret qu'elle les maintenait dans la proscription.

Cette circulaire fut suivie d'une petite révolution ministérielle ayant le caractère d'un revirement politique. MM. *Encima , Ulloa* et *Fernandez del Pino* furent éloignés des affaires comme trop libéraux. Leurs successeurs ne furent que

des hommes sans couleur politique prononcée. Le surinten-
dant de la police, qui devait sa nomination aux événemens produits par la maladie du roi, fut destitué et même
exilé. C'était M. *Martinez de San Martin*, chef politique
(préfet) de Madrid sous le gouvernement constitutionnel,
homme énergique qui, dans l'exercice de ses fonctions en
1821 et 1822, s'était rendu odieux aux libéraux les plus chauds,
et sur lequel avait plané le soupçon d'avoir jusqu'à un certain point conspiré contre la constitution de 1812 en faveur
d'une charte à deux chambres. Dans sa nouvelle position,
ce magistrat s'était attiré la haine des carlistes, dont il avait
déjoué les complots et réprimé les excès. Il avait armé des
libéraux sous le nom de volontaires de la reine Christine.
Dès-lors il fut suspect au despotisme encore régnant. Son
successeur fut M. *Arjona*, un des noms les plus fameux dans
les fastes du despotisme qui avait pesé sur l'Espagne.

Ainsi tout prenait un aspect nouveau bien différent de celui qui signalait l'époque venue immédiatement après la maladie de Ferdinand. Les volontaires royalistes, désarmés
dans quelques villes, avaient été réorganisés par ordre du
gouvernement, après avoir subi une épuration bien impar-
faite. On désarmait les volontaires *cristinos*. Les constitutionnels rappelés de l'exil devenaient l'objet d'une persécution tracassière. Il leur était défendu de résider dans quelques
villes considérables, et ceux qui se trouvaient à Madrid furent exilés dans les provinces ; mesure d'autant plus blâma-
ble qu'elle ne frappait que des hommes inoffensifs. L'exil,
arme ordinaire du despotisme espagnol, était sous M. *Zea*
à l'ordre du jour, et il l'employait comme pour faire parade
d'un luxe d'arbitraire. En même temps les conspirateurs
carlistes étaient traités avec une clémence qui eût été louable
si on eût pu en méconnaître la source, mais qui, contras-
tant avec la cruauté déployée contre les libéraux, faisait voir
que ce n'était pas la bonté du gouvernement mais bien sa
tendresse pour les principes absolutistes qui le rendait passablement odieux.

La politique extérieure du cabinet de Madrid était aussi
dans le sens et les intérêts du principe despotique. Don Mi-

guel, quoique usurpateur des droits d'une nièce mineure (ressemblance frappante de sa cause avec celle de don Carlos), quoique frère de la femme de celui-ci, et encore son frère chéri, n'avait pas perdu les bonnes grâces du gouvernement d'Espagne. Les correspondances interceptées à Lisbonne, et publiées dans les journaux anglais, ainsi que les articles sur les affaires du Portugal qui paraissaient dans les gazettes officielles de Madrid, révélaient combien était sincère et vif l'intérêt que Ferdinand et ses ministres prenaient au triomphe de l'usurpateur et tyran portugais. Les alliés de l'Espagne étaient encore les puissances du Nord et l'opposition anglaise; ses ennemis, c'étaient les gouvernemens constitutionnels du continent et les ministres whigs.

Cependant les parties se maintenaient dans une prudente expectative en prévoyant un avenir qui n'était pas éloigné; car la santé du roi était telle, que sa mort ne semblait pas seulement sûre, mais évidemment prochaine.

La réunion des Cortès, dont on avait tant espéré, ne changea rien à l'état des choses, parce qu'on n'y fit pas attention. A force de vouloir leur ôter tout le danger qu'on en pouvait craindre, on les rendit tout-à-fait insignifiantes; comme elles ne pouvaient délibérer, le serment qu'elles prêtèrent ne fut qu'un acte forcé.

La mort de Ferdinand, qui suivit d'assez près cette réunion, a été le signal pour les partis de courir aux armes; la guerre civile a commencé. Ce qui a eu lieu révèle assez la faiblesse du parti apostolique; il n'y a que les fautes du gouvernement de Madrid qui puissent rendre fort ce parti qui lui est opposé.

Il faut avouer qu'en peu de jours ce gouvernement en a commis d'assez graves.

La reine, qu'on croyait l'ennemie de M. Zea, s'est donnée à lui; c'est sous l'influence de ce ministre qu'a été publié le manifeste du 4 octobre.

Les étrangers n'ont pas compris le sens de ce manifeste, tout au moins inconvenant, qui serait un bavardage inutile, quand même il n'eût pas été dangereux; car c'est se compromettre avec un avenir qu'on ne peut maîtriser, que d'annoncer une marche arrêtée et invariable pour un terme de quinze ans, gros d'orages qui doivent bien jeter des embarras sur la route qu'on se propose de suivre ; d'un autre côté, le manifeste est une déclaration de guerre aux libéraux, à leurs doctrines et à leurs intérêts. On y a vu une intention de faire du juste-milieu ; tout au contraire, c'est contre le juste-milieu qu'est dirigé le manifeste ; c'est, pour parler à la française : « *Du côté droit tout pur.* »

Traduit en langage commun, voici le sens du manifeste :

« *Royalistes, ralliez-vous à moi ; je vous appartiens.*
« *Vous aimez don Carlos, parce que vous voyez en lui*
« *le représentant de vos principes et de vos intérêts ; eh*
« *bien ! ce rôle, je le remplirai, moi. Libéraux, ne vous*
« *bercez plus de vaines illusions : je ne veux pas de vous ;*
« *je ne serai pas votre dupe. Quand même vous invoqueriez*
« *mon nom et prétendriez vous masquer en Cristinos, je*
« *vous repousse, parce que je vous connais, et n'entre*
« *point dans vos projets.* »

Or, ces libéraux qu'on insulte et dont on rejette l'aide, ce sont principalement les anciens modificateurs, le juste milieu espagnol, ceux qui entouraient la reine à l'époque de la maladie du roi, ceux qui la dirigeaient avant M. Zea.

Les événemens d'octobre 1832 étaient une fusion de partis pour en former un autre dont les modificateurs devenaient le noyau.

Les absolutistes qui étaient pour l'infante, avaient opéré la révolution du palais. Celle-ci, pour se soutenir, avait commencé la quasi-révolution de l'Espagne. Les modificateurs avaient eu des commandemens importans qui leur donnaient une grande part au pouvoir : les ci-devant constitutionnels avaient eu l'amnistie et des espérances d'améliorations légales. Les trois opinions se réunissaient contre le parti de don Carlos.

M. Zea avait un autre plan. C'était de se mettre lui-même et la reine à la tête des apostoliques ; c'était *Henri III* se déclarant le chef de la *ligue* pour la contenir et la diriger. Mais on sait à quoi un tel projet doit conduire ; car les *ligueurs* ont leurs *Guises*, leurs chefs naturels, leurs véritables représentans et défenseurs, auxquels c'est leur intérêt et leur volonté d'obéir.

Au lieu d'être le juste-milieu espagnol, M. Zea et ses collègues en sont les ennemis les plus prononcés. C'est cette opinion, qui les menace de près, qui se présente pour prendre leur place. Les constitutionnels sont loin du pouvoir : on les redoute comme révolutionnaires, mais on ne les regarde pas comme ministres possibles.

Dans son manifeste la reine parle pourtant d'améliorations administratives. Ce sont là des phrases banales dont les Espagnols connaissent la valeur. On a toujours fait de ces promesses-là en Espagne. Il n'y a point de pays au monde où le gouvernement se montre plus améliorateur. Lisez l'Almanach royal, et vous serez étonné de voir combien il y a de comités, de corporations pour encourager les arts, les sciences, l'industrie, l'instruction. Les résultats, cependant, répondent peu à cet appareil de gouvernement éclairé dont les formes sont si séduisantes.

M. Zea et ses collègues sont connus. Ils ne sont pas seulement les ennemis de la liberté légale, mais encore d'un absolutisme exercé dans le sens et avec les formes de la civilisation contemporaine. Ils ne gouvernent point comme on gouverne en Prusse ou en Danemark ; ils continuent le vieux système de despotisme qui a pesé si long-temps sur l'Espagne.

Leur politique étrangère doit répondre à leur politique intérieure. Ils sont les ennemis obligés des gouvernemens constitutionnels. La France leur est odieuse. L'Angleterre, sous lord Grey, n'est pas moins l'objet de leur répugnance. C'est dans les despotismes du Nord ou dans les tories anglais qu'ils voient leurs alliés ; aussi remarquez une circonstance qui a échappé aux yeux de ceux qui dirigent la presse quotidienne en France : tandis que les journaux légitimistes français ont la gaucherie de se déclarer pour don Carlos, les feuilles tories, en Angleterre, qui ont le secret de M. Zea, sont pour la jeune reine, pour le manifeste du 4 octobre, c'est-à-dire pour la continuation du ministère espagnol dont le dévouement à leurs doctrines et intérêts leur est connu.

Cependant, me dira-t-on, M. Zea est bien attaqué par

les absolutistes apostoliques et par les libéraux en même temps ; il veut les réprimer à la fois, et voilà ce qui le rend *juste-milieu*. Erreur, et erreur grossière. M. *Zea* est non précisément dépassé en principes, mais odieux aux carlistes, et leur rend peut-être la haine qu'ils lui portent hautement. Il se peut faire même qu'il soit un peu dépassé en doctrines, car tout pouvoir l'est par des partisans plus violens encore. Robespierre était dépassé par Hébert ; M. de Villèle l'était par M. de la Bourdonnaye.

Mais ceux mêmes qui auraient pu approuver le manifeste de la reine, parce qu'il contenait leurs doctrines et indiquait la route par où, à leur avis, il fallait marcher, doivent aujourd'hui avoir au moins des doutes sur la sagesse qui l'a dicté. Il y a à peine trois mois qu'il a paru, et déjà on s'en écarte. L'orage qu'il prétendait conjurer s'est déclaré. La ligue espagnole ne veut pour chefs que des ligueurs. Les constitutionnels qu'on repoussait, il faut à présent les appeler à la défense de la reine et de sa cause. Le 1er octobre on a appelé les volontaires royalistes à la garde du château pour célébrer le funeste anniversaire de la sortie de Ferdinand de Cadix. Le 27 du même mois on les a désarmés de vive force.

A défaut d'un juste-milieu dans les choses, M. Zea veut le trouver dans les hommes, et il donne des places à ceux de tous les partis. Il a même accordé une nouvelle amnistie à trente-un anciens députés des Cortès ayant voté la déposition de Ferdinand à Séville. Mais il maintient dans la proscription et sous le joug d'une sentence de mort et de confiscation vingt-sept de ces députés, outre un nombre indéfini de généraux et chefs militaires, coupables d'avoir proclamé, ou défendu, ou tenté de rétablir les institutions constitutionnelles.

L'état de l'Espagne n'est guère satisfaisant et ne saurait durer. En voulant éviter la révolution on la provoque. Eh ! n'a-t-elle pas commencé ? Quelle peut en être l'issue ? Il y en a trois de probables ; mais de ces trois pas une seule ne sera la réalisation du système de M. Zea.

Ces issues sont, ou le triomphe de don Carlos, ou celui du

juste-milieu, ou celui d'une révolution. Le triomphe de don Carlos est peu à craindre ; d'ailleurs il ne pourrait pas se consolider.

Le triomphe du juste-milieu serait la continuation et le perfectionnement du système qu'on a commencé en octobre 1832, sous la première régence de la reine Christine.

Ce serait un ministère de modificateurs. Il conduirait ou à une constitution semblable à la charte française, dans une époque plus ou moins reculée, ou à un despotisme mitigé exercé dans le sens libéral, tant pour la politique intérieure que pour l'extérieure.

La troisième issue aurait lieu si, dans le bouleversement dont l'Espagne est le théâtre, le parti constitutionnel déjà armé connaissait ses forces et voulait s'en servir. Cela conduirait non précisément au rétablissement de la constitution des Cortès, mais à l'établissement de quelque chose qui en approcherait, qui en serait la continuation et en reconnaîtrait la légitimité.

De ces deux résultats, dont la possibilité et même la probabilité sont évidentes, je ne veux pas dire lequel serait, à mon avis, préférable. Mais, peu exclusif dans mes opinions, et laissant mon intérêt personnel à l'écart, je dis que de l'un et de l'autre le bonheur de ma patrie pourrait surgir.

Quant aux gouvernemens et aux peuples étrangers, c'est à eux de décider quel serait l'objet de leur préférence. Ce n'est pas par ces considérations qu'un Espagnol doit être guidé quand il s'agit de son pays ; heureusement le patriotisme et le cosmopolitisme ne s'excluent pas, mais au contraire ils vont ensemble. Les intérêts des pays gouvernés dans le sens du progrès, sont solidaires, et celui qui les défend par rapport à sa patrie, ne sert pas seulement son pays, mais bien encore la cause de la civilisation et de l'humanité.

Ce qui est clair pour moi, et ce qui doit l'être, ce me semble, pour tout le monde, c'est que le système bâtard promis par le manifeste de la reine régente d'Espagne ne doit et ne peut être soutenu ni par le juste-milieu, ni par les libéraux exaltés des autres nations, à qui il ne convient guère. Ce n'est pas don Carlos, c'est le système dont il est

le représentant qui est en contradiction avec les gouvernemens constitutionnels. La reine régente, en adoptant ce système, en adopterait les intérêts et toutes les conséquences.

Heureusement cela est une impossibilité ! Reste à savoir la
conduite que les gouvernemens et les peuples doivent observer
quant aux deux autres résultats possibles de la lutte qui a lieu
en Espagne. Leur intervention ne serait ni désirable ni utile,
ni dans le but de leurs propres intérêts, ni en ce qui regarde
ceux du pays où ils pourraient intervenir. Mais l'intervention de leur influence par la diplomatie et par la presse,
autre diplomatie non moins puissante, serait avantageuse à
l'Espagne et à la cause générale du progrès, si cette influence était éclairée et par là bien exercée. Les patriotes
l'invoquent à leur secours; mais en même temps il faut
qu'ils soient écoutés, quant à l'état de leur patrie. C'est sur
la connaissance exacte et approfondie de cet état que doivent être assis les jugemens des écrivains et des cabinets
étrangers et les conseils qui en doivent émaner.

Il règne dans les pays étrangers une idée assez extraor-
dinaire sur la situation et les nécessités de l'Espagne. On
affirme qu'une constitution ne lui conviendrait pas. La nation espagnole n'est pas préparée pour l'avoir, dit-on, et il
vaut mieux qu'un despotisme éclairé l'y prépare.

Voilà une doctrine assez singulière, quoique ce soit un
dictum fort usité; car voici comment raisonnent ceux qui
la soutiennent : « Les sujets du despotisme ne sont point
préparés pour la liberté. Donc pour préparer une nation à
être libre, il faut la laisser encore sous le joug du despotisme. » La *Revue d'Édimbourg* a fait justice, il y a long-
temps, de ce beau raisonnement, en le comparant au conseil donné par quelques bonnes mères à leurs enfans de ne
jamais entrer dans l'eau qu'auparavant ils ne sachent nager (1).

---

(1) Mais, me dira-t-on, il s'agit d'un despotisme préparatoire de la
liberté légale. J'ai beau chercher ce despotisme-là, je ne l'ai trouvé ni ne
le trouve nulle part. Tout gouvernement veut se soutenir, et ne prépare
guère le peuple à lui substituer un régime contraire.

Ce n'est qu'en se plongeant dans la mer orageuse de la liberté même révolutionnaire , que les peuples s'habituent à nager et à se trouver à leur aise dans le cours d'une liberté paisible et régulière.

Mais l'Espagne n'a pas besoin de faire sa première ex périence , parce qu'elle l'a déjà faite, en a éprouvé tous les dangers et les inconvéniens et retiré des leçons pour l'avenir.

On oublie que ce pays-là a eu deux fois une constitution née de ses propres besoins ou de ses propres vœux, et qui ne lui a été ravie que par l'invasion d'une armée étrangère.

Or, ce qui avait créé cette constitution en 1812, qui l'avait rétablie en 1820, qui l'avait soutenue jusqu'à 1823 , peut bien servir d'appui à une constitution en ce moment-ci.

Mais le peuple espagnol n'en veut pas , dites-vous. Les carlistes et une centaine de courtisans n'en veulent pas, je vous réponds. Croyez-vous donc que ce soit pour les beaux yeux de la reine Christine ou de la petite Isabelle II , que les Christinos se battent? Non : eux et les carlistes ne voient dans leurs chefs avoués que des mots de ralliement , des intérêts et un système à défendre ou à établir.

Que si vous me dites qu'une constitution en Espagne ne convient pas à quelques autres nations, c'est une autre affaire.

Si , suivant les conseils d'un égoïsme à la fois ignorant et barbare, des hommes, en France, dominés par la peur de déplaire aux royautés absolues du Nord, ou bien mus par la crainte de voir un pays voisin adopter des institutions trop démocratiques , voulaient une seconde fois condamner l'Espagne à subir le joug du despotisme ; si ces conseillers , auxquels il serait difficile de trouver une épithète qui exprimât l'horreur que doivent inspirer leurs principes et leur conduite, poussaient le gouvernement français à imiter et à compléter l'acte le plus atroce de la dynastie déchue ; si l'intervention, dans son sens et son usage le plus odieux , devenait encore la doctrine prêchée et mise en pratique par la France ; si le drapeau tricolore, qui a un jour flotté parmi les rangs des patriotes espagnols sur les bords de la Bidassoa, prenait à présent la place du drapeau blanc et employait son (1) illégitimité révolutionnaire à soutenir l'absolutisme légitimiste, il n'y aurait rien à dire; car le but d'une telle entreprise serait clair, et ce ne serait plus l'intérêt de l'Espagne qu'on consulterait, mais celui d'une autre puissance, auquel, bien ou mal entendu, on sacrifierait le bonheur présent et futur du peuple espagnol.

Alors les enfans d'un pays nouvellement et plus barbarement que jamais sacrifié, ne pourraient rien faire; mais leur soumission, qui serait l'effet de leur faiblesse et non de leurs intentions, ne servirait qu'à concentrer leur juste indignation en la rendant plus violente : privés de moyens pour lui donner de l'effet par leurs actes, ils ne se gêneraient pas pour la faire éclater par des mots amers, quoique vains, et n'écouteraient plus les conseils d'une prudence qui, dans leur position, serait de la lâcheté (2); ils crieraient aux oppresseurs de leur patrie : *Je vous voue à l'exécration des contemporains et de la postérité, de tout Espagnol et de tout être qui, ne l'étant pas, a un cœur d'homme et des sympathies généreuses. Triomphez pour le présent : nous crierons à l'avenir :*

Cinerique hæc mittite nostro
Munera: Nullus amor populis, nec fœdera sunto.
Exoriare aliquis . . . .
. . . . . . pugnent ipsique nepotes.

Mais j'aime à croire que ceci n'est qu'une supposition. On aurait peut-être tort de voir dans des articles de journaux quelque chose de plus que des opinions isolées. On ne devrait pas confondre la politique d'un gouvernement avec les écarts

---

(1) Je n'ai pas besoin de dire que j'emploie ces termes dans le sens de la légitimité.

(2) Toute opinion émise sur la politique du gouvernement d'un pays dont nous sommes les hôtes, est, à mon avis, un acte peu sage et presque criminel. Mais quand il s'agit de notre patrie, tout change de face; et, quand on voit des démarches qui lui sont contraires, on doit parler, car alors le silence peut être prudent, mais est une véritable bassesse.

de ses partisans zélés , car tout parti a ses ultras. Peut-être
c'est la présomption de quelques écrivains de mauvais romans
qui , prétendant faire la peinture d'un pays , ne remplissent
nullement ni les conditions d'une fiction , ni celles d'une
peinture des mœurs ; de quelques voyageurs, de ceux qui ayant
visité à la hâte un pays, s'arrogent ridiculement le droit de le
bien connaître et de lui dicter son sort ; peut-être c'est, dis-je,
l'arrogance d'un de ces êtres fiers de leurs bévues, phraseurs
hardis, dont la fatuité et la légèreté déparent les talens,
d'ailleurs trop vantés , et tout au plus médiocres ; peut-être
c'est cela , et rien de plus, qui a dicté des pages sur l'Espagne
propres à exciter la surprise des gens instruits , l'indignation
de quelques bons patriotes , et des réfutations victorieuses de
la part d'écrivains même appartenant aux opinions les plus
modérées.

Que si d'ailleurs on pouvait supposer que le gouvernement français se fût laissé entraîner pas de telles doctrines ,
il y aurait encore lieu à espérer qu'il connaîtrait son erreur,
et abandonnerait la fausse route où il se serait fourvoyé.

Il connaîtrait que l'alliance de la France et de l'Espagne ,
ne reposant plus sur un intérêt de dynastie , doit reposer sur
quelque chose qui le remplace ;

Qu'il y a aujourd'hui en Europe deux principes en lutte
ouverte , et que l'Espagne doit embrasser les intérêts ou des
gouvernemens constitutionnels ou des gouvernemens absolus;

Qu'en Espagne ces deux principes existent et sont en présence ; que tout ce qui chez elle est absolutiste est pour don
Carlos , et que la reine n'a d'autres partisans que ceux qui le
sont également des institutions constitutionnelles ;

Que le juste-milieu en France représente quelque chose ,
et que le présent ministère d'Espagne ne représente rien ,
et n'est pas un juste-milieu, mais bien un despotisme , qui,
s'il triomphait , devrait adopter les intérêts des gouvernemens absolus ;

Qu'en voulant appuyer un ministère impopulaire en Espagne, la France partagerait son impopularité et commet-
trait la faute qu'a commise Napoléon en protégeant *Godoi*
et en soulevant par là les passions populaires ;

Qu'un gouvernement constitutionnel en Espagne, pays déjà épuisé par des révolutions et éprouvant un grand besoin d'ordre et de paix, loin d'être dangereux pour la France, serait une garantie sûre d'un avenir heureux et d'une union intime entre les deux gouvernemens et les deux nations.

Le gouvernement et les écrivains français feraient bien de consulter sur ces points l'opinion des Espagnols éclairés et populaires dans leur patrie ; il n'y a qu'eux qui puissent leur fournir des renseignemens exacts. Ce serait ensuite à l'impartialité des étrangers à vérifier, à peser, à discuter ces renseignemens, à en déduire des conséquences qui leur serviraient de guides dans leurs opinions et leur conduite.

L'objet de cet écrit n'a été que de fournir quelques données, de présenter quelques observations qui puissent servir à faire connaître l'état présent de l'Espagne. L'auteur n'a que du zèle et de la sincérité, tout au plus quelque connaissance du pays auquel il a appartenu et appartient encore, quoique proscrit par lui. Peut-être se trompe-t-il dans ses conjectures, car, pour ce qui est des faits, ceux qu'il a avancés sont incontestables ; mais il sollicite d'être réfuté par des argumens qui combattent les siens, ou par la rectification des faits qu'il peut avoir présentés d'une manière inexacte ou incomplète, et non par des affirmations. Et qu'il lui soit permis de se flatter, qu'en présentant les affaires d'Espagne sous leur véritable aspect, et en invitant à la discussion sur le sort présent et futur de sa patrie, il a rendu un léger service à ses concitoyens, à leurs alliés de tous pays, à la cause de la régénération et de l'amélioration sociales !

FIN.

Paris. — Imprimerie de CASIMIR, rue de la Vieille Monnaie, n° 12.

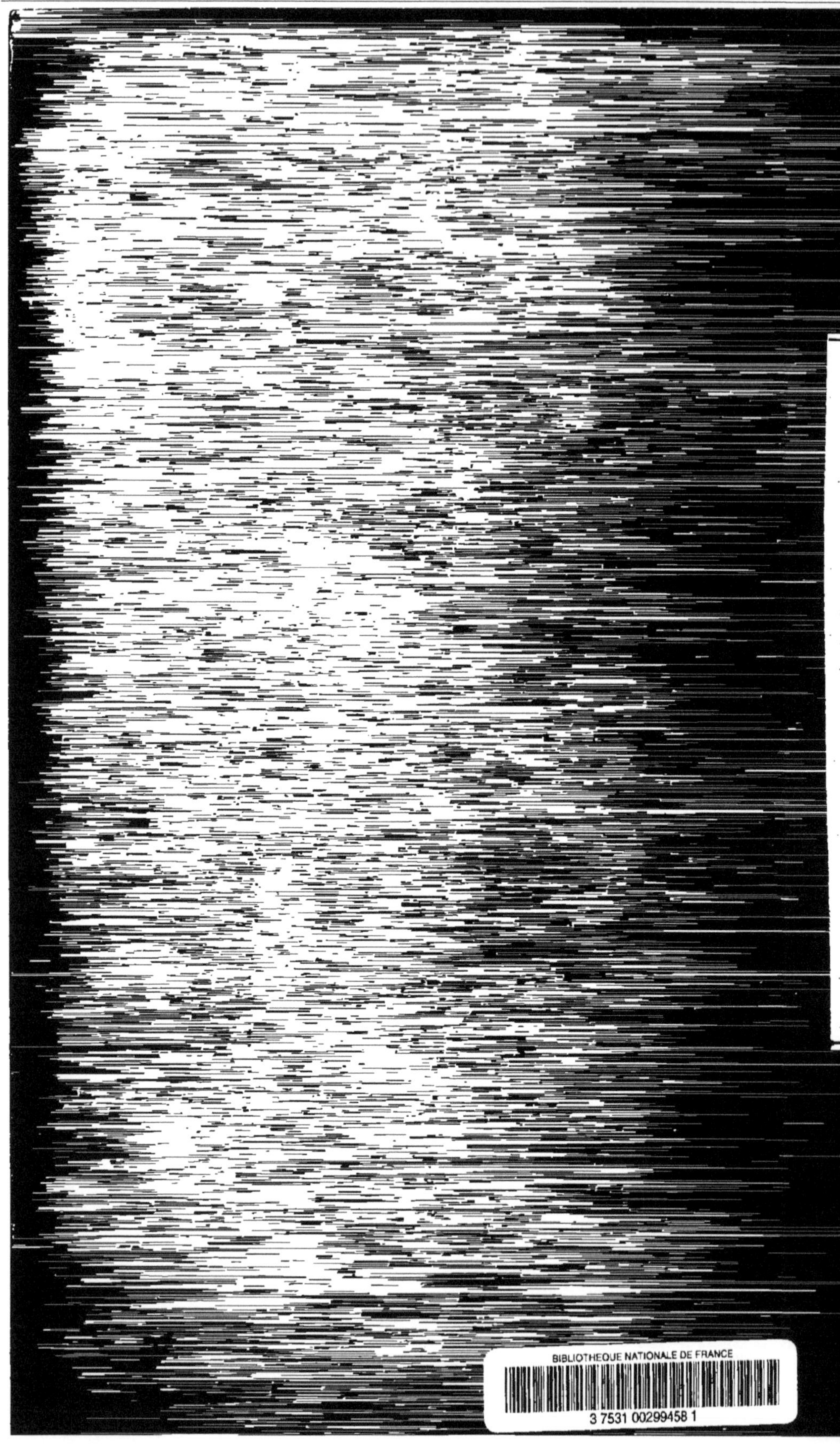